CONSIDÉRATIONS

SUR UNE

ÉPIDÉMIE DE SCARLATINE

ET EN PARTICULIER SUR LE

CONTAGE SCARLATINEUX

PAR

LE Dr E. LE MENANT DES CHESNAIS
(De Ville-d'Avray).

Communication faite à la Société de médecine pratique.

PARIS
A. PARENT, IMPRIMEUR DE LA FACULTÉ DE MÉDECINE
A. DAVY, successeur
52, RUE MADAME ET RUE MONSIEUR-LE-PRINCE, 14

1884

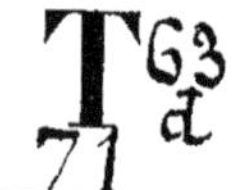

CONSIDÉRATIONS

SUR UNE

ÉPIDÉMIE DE SCARLATINE

ET EN PARTICULIER SUR LE

CONTAGE SCARLATINEUX

CONSIDÉRATIONS

SUR UNE

ÉPIDÉMIE DE SCARLATINE

ET EN PARTICULIER SUR LE

CONTAGE SCARLATINEUX

PAR

Le Dr E. LE MENANT des CHESNAIS
(De Ville-d'Avray).

Communication faite à la Société de médecine pratique.

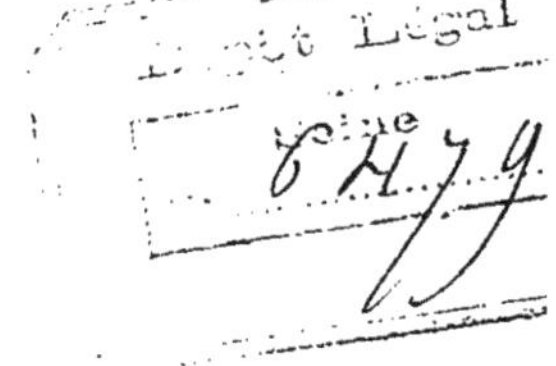

PARIS
A. PARENT, IMPRIMEUR DE LA FACULTÉ DE MÉDECINE
A. DAVY, successeur
52, RUE MADAME ET RUE MONSIEUR-LE-PRINCE, 14

1884

CONSIDÉRATIONS

SUR UNE

ÉPIDÉMIE DE SCARLATINE

ET EN PARTICULIER SUR LE

CONTAGE SCARLATINEUX

Pendant sept ans, j'ai exercé dans le Perche, et, chaque année, j'ai été témoin d'épidémies de rougeole et de coqueluche, débutant tantôt dans une commune et tantôt dans une autre, pour de là s'étendre plus ou moins loin et avec plus ou moins de gravité. Les cas de scarlatine ont toujours été bien rares avant l'épidémie de 1881. Je crois même n'avoir jamais été, avant cette époque, appelé à en constater un seul cas à Authon, où j'étais seul médecin.

Or, dans les premiers jours de novembre 1881, un premier cas se montra chez un enfant qui habitait une maison isolée à l'entrée du village.

Les réponses des parents à toutes mes questions ne purent me renseigner sur la provenance du contage.

Quinze jours après, la mère fut prise à son tour. Elle reçut, pendant sa maladie, la visite d'une voisine et de sa jeune bonne.

Le 10 décembre, l'enfant de cette voisine, de constitution délicate, fut atteint d'une scarlatine légère.

Cinq jours après, la maladie éclata avec violence chez la jeune bonne, qui était sanguine et attendait ses règles.

Malgré tous mes efforts, tous mes conseils, la jeune fille fut, aussitôt la maladie constatée, enveloppée dans des couvertures et transportée chez sa mère. Cette dernière habitait, avec cinq enfants, une grande chambre au rez-de-chaussée d'une maison située au centre d'Authon. Trois semaines auparavant, le mari y était mort d'une fièvre typhoïde. Une fillette de 10 ans était convalescente de cette même maladie, le plus petit des enfants était atteint de diarrhée avec météorisme considérable, et un nourrisson présentait depuis plusieurs jours des mouvements convulsifs. C'est là que Marie S.... fut transportée. Sa scarlatine, après avoir été très forte et très douloureuse, se termina par une bonne et franche convalescence. Elle avait été portée chez sa mère le 17, et, le 20, le nourrisson mourait avec des symptômes d'hydroencéphalie.

Le 1er janvier, sa jeune sœur, convalescente de fièvre typhoïde, fut prise de vomissements abondants et glaireux, puis l'éruption caractéristique se montra et la maladie évolua sans incident remarquable.

Le jour de l'arrivée de Marie chez sa mère, une voisine avait emmené chez elle un des deux enfants valides. Elle lui avait fait partager, faute d'autre lit, celui de son propre enfant. Comme elle habitait la même maison, elle venait constamment aider la mère; aussi, le 7 janvier, l'enfant fut-il atteint à son tour. Sa scarlatine prit promptement des caractères d'adynamie typhoïque. Quoique fortement développé, il tomba bientôt dans le marasme le plus profond et mourut au bout de quatre semaines, le 7 février, avec des symptômes méningitiques. C'est le 7 janvier qu'il avait présenté les premiers symptômes de sa scarlatine; le même jour, son petit compagnon de lit fut pris d'une angine simple, sans gravité, et qui ne s'accompagna d'aucune éruption scarlatineuse. Le 8, une petite fille qui demeurait sur le même palier fut prise d'une scarlatine franche et qui guérit bien.

Pendant ce temps, une seconde voie d'extension du foyer primitif se montrait.

Une autre voisine des premiers malades apporta la scarlatine à sa fille âgée de 12 ans. C'était une enfant de chétive constitution et profondément anémiée. Tombée malade le 27 décembre, elle succombait le 12 janvier de laryngite croupale. Pendant sa maladie, je ne constatai aucune fausse membrane dans la partie visible du fond de sa bouche. Sa toux rauque et sa voix éteinte me parurent dues plutôt à la présence de crachats très visqueux, agglutinés à l'entrée du larynx, et qui, dans son état de grande faiblesse, finirent par l'asphyxier.

Sa tante était blanchisseuse. Il est probable qu'avec le linge de la morte elle apporta à son tour la maladie à sa fille, qui, le 21 janvier, douze jours après la mort de sa cousine, fut prise de vomissements et d'une éruption scarlatineuse.

Enfin, un troisième foyer de l'épidémie se déclarait le 26 décembre à l'autre extrémité du bourg, sur un petit garçon de 11 ans. D'où venait le germe ? Les parents m'ont affirmé n'avoir eu aucune relation avec les malades, mais le père est coiffeur et sabotier. Bien des gens ont pu apporter dans sa boutique le germe en question.

Quelques jours après, le 31 décembre, son plus proche voisin, jeune homme de 18 ans, fut pris à son tour de vomissements violents avec fièvre et éruption caractéristique.

Ce dernier, pendant sa maladie, reçut beaucoup de visites, entre autres celle de sa petite sœur âgée de 4 ans, mais il ne paraît avoir contaminé personne.

L'angine, avec engorgement ganglionnaire, se montra à peu près chez tous ces malades comme un des symptômes les plus pénibles. Ces onze cas de scarlatine bien caractérisée, avec un dernier qui se montra le 18 février, furent les seuls que j'eus à constater, et mes recherches à ce sujet me permettent de croire qu'il n'en existait pas d'autres.

La moitié se montra du 26 décembre au 8 janvier, et c'est à ce moment que parurent les premières angines, sans exanthème : La première, le 31 décembre (Maria Morice), sur une petite fille de 12 ans voisine de l'enfant du coiffeur ; la deuxième, le 4 janvier, sur une autre voisine du même âge. Nous avons vu que les 7 et 8 janvier, sur trois enfants habitant le même palier, deux avaient été pris de scarlatine, tandis que le camarade de lit d'un des deux n'avait eu qu'une angine légère.

L'apparition de ces angines pendant une épidémie de scarlatine, et sévissant sur des enfants qui avaient été en contact direct avec les malades, ou qui, par suite de la proximité de leurs demeures, avaient dû se trouver en relations avec eux, me fit penser qu'elles devaient dépendre du même germe. Un nouveau cas vint me confirmer dans cette opinion. Elle se montra, le 31 janvier, chez une des petites filles de l'école : j'avais averti les parents que ce serait peut-être une scarlatine, mais aucune éruption ne parut, au dire de la mère, femme intelligente et attentive, et, cependant, je constatai, pendant la convalescence de l'enfant, que ses mains étaient en pleine desquamation scarlatineuse. La nature de son angine ne pouvait donc être mise en doute.

Le 2 février, deux autres petites filles de la classe furent prises également d'angine; le 5, une quatrième; enfin, le 12, il y en eut huit et deux autres le lendemain. Une des huit atteintes le 12 était sœur de la petite malade qui eut une desquamation pendant sa convalescence. Elle n'allait plus en classe et n'avait eu de contact qu'avec sa sœur. Son angine, cependant, ne s'accompagna ni d'exanthème, ni de desquamation.

Le 15, j'inspectai l'école. Sur 72 petites filles, 15 avaient de l'engorgement ganglionnaire, avec un peu de gonflement des amygdales et de rougeur de la gorge. Je fis licencier l'école. Chez aucune des quinze, l'engorgement ne s'aggrava, mais, du 15 au 25, sept petites filles qui n'allaient pas à l'école et deux petits garçons furent atteints d'angine; chez un de ces derniers, l'angine s'accompagna d'une éruption scarlatineuse bien nette.

A partir du mois de mars, l'épidémie quitta le village pour se répandre dans les campagnes environnantes, où je n'ai pu continuer à la suivre, mais je crois qu'elle n'a pas tardé à disparaître.

L'étude attentive de cette petite épidémie nous a conduit à un certain nombre de considérations, dont quelques-unes m'ont paru très intéressantes.

Tout d'abord, nous nous trouvons en face d'une maladie dont aucun cas ne paraît avoir existé dans le pays depuis au moins sept ans. Est-il admissible qu'aucun de ses habitants ne se soit trouvé en contact de scarlatineux, étant donné surtout que chaque année plus de cent femmes vont chercher à Paris des nourrissons, qu'elles mènent plus tard en visite chez leurs parents, et que ceux-ci viennent voir à la campagne ?

Il me paraît plus probable que les conditions atmosphériques et telluriques de l'endroit sont peu favorables au développement de la scarlatine. La courte durée de l'épidémie vient, du reste, à l'appui de cette hypothèse, et je crois même qu'elle n'aurait pas eu lieu si j'avais obtenu l'isolement des premiers malades.

Mais, d'où est venu le germe ?

La scarlatine spontanée a été admise comme possible par plusieurs auteurs, entre autres par Rilliet et Barthez, Guersant, etc. Thomas de Thuessinch cite le cas d'une scarlatine survenant à la suite d'un bain froid. Mais, bien que nous manquions de renseignements suffisants sur la provenance du germe, je crois qu'ici, comme dans presque tous les cas, on peut admettre que la maladie a été le résultat d'une contagion. En effet, le germe peut se transporter à de grandes distances, peut-être par l'air, mais certainement par des objets tels que des vêtements.

Les faits cités par Benedict, Hildenbrand, Spear, en 1875, nous le montrent en même temps doué d'une longue vitalité.

Quelle que soit ici, du reste, la provenance du germe qui donna naissance au premier cas, il semble bien que la contagion s'est faite ensuite par le transport du contage dans les plis des vêtements.

Le contage scarlatineux, comme la plupart de ces micro-organismes, est bien peu connu. On considère qu'il réside dans l'air qui entoure le malade et s'y tient facilement suspendu par son extrême légèreté. Ceux qui viennent visiter le malade absorbent donc le contage avec l'air qu'ils respirent ; mais le germe va aussi se déposer un peu partout, sur tous les objets, et doit se fixer tout particulièrement sur les vêtements, si aptes à le retenir, par suite de leur composition plus ou moins poilue, et de leurs mille plis et replis. De là, le germe peut être porté aux plus grandes distances. Évidemment, le contage répandu dans toute l'atmosphère de la chambre des malades se mélange aussi avec l'air du dehors, mais l'épidémie dont nous nous occupons n'a pas dû se faire par cette voie, autrement elle se serait développée un peu partout à la fois et sur un bien plus grand nombre d'enfants.

L'air extérieur, ici encore, se serait donc montré peu favorable à la vitalité du contage scarlatineux. Et comme l'épidémie a eu lieu en hiver, il est permis de penser que le froid a été funeste au contage mélangé à l'air extérieur, tandis que celui qui s'était caché dans les chauds replis des vêtements a pu conserver toute sa vitalité.

Certains auteurs comme Noirot, Guersant, Blache, considèrent que la scarlatine se développe surtout dans la saison chaude, et rarement en hiver. Les relevés statistiques du Dr Besnier confirment cette opinion. D'autres, il est vrai, ont apporté un grand nombre de faits contre la rareté de la scarlatine en hiver.

Les observations des uns comme des autres viennent à l'appui de nos observations.

La basse température, avons-nous dit, doit être funeste au germe scarlatineux; mais, même en cette saison, les épidémies peuvent se développer, grâce à la température de nos appartements, dans lesquels nous vivons plus qu'en été et au mode de propagation que leur permettent nos vêtements.

Aussi, dans une nouvelle épidémie de scarlatine en hiver, conseillerions-nous comme moyens prophylactiques :

1° De renouveler très souvent l'air des appartements, de sortir beaucoup, et de toujours secouer ses vêtements au grand air.

J'ai dit, plus haut, que l'angine avec engorgement ganglionnaire s'était montrée chez tous mes scarlatineux comme un des symptômes les plus caractéristiques de cette petite épidémie, et que j'avais considéré les angines sans éruption parues chez plusieurs autres malades comme une manifestation mitigée d'une même entité morbide.

L'existence du contage scarlatineux ne nous est révélé que par les manifestations auxquelles il donne naissance. Il est probablement toujours le même, quelles que soient la forme des épidémies et la gravité plus ou moins grande de tel ou tel symptôme. Seuls les milieux dans lesquels il se développe seraient cause de

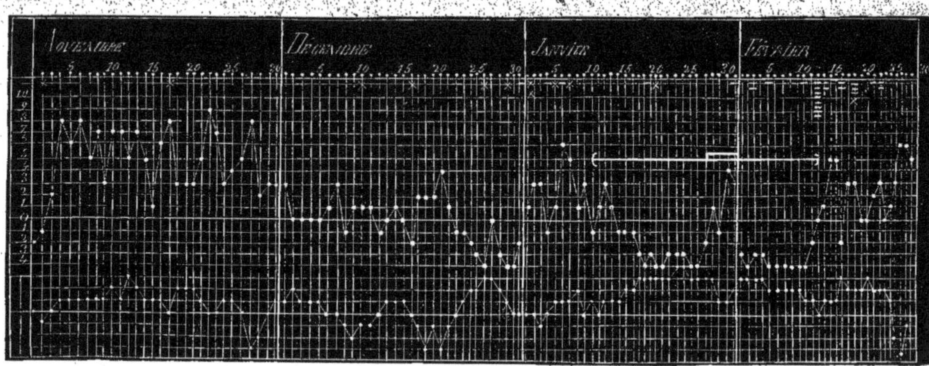

EXPLICATION DU TABLEAU.

Les lignes brisées indiquent :

La supérieure : la température extérieure de chaque jour pendant l'épidémie;

L'inférieure : l'état barométrique pendant ce même laps de temps.

Des lignes droites qui traversent les lignes brisées :

L'une indique le degré de O température ;

L'autre correspond au variable du baromètre.

Ces lignes nous montrent :

1° Que l'augmentation de la température a presque constamment correspondu à une augmentation de la pression barométrique ;

2° Que l'hiver a été doux et sec, puisque, d'une part, le thermomètre n'est pas descendu au-dessous de — 4° et que, d'autre part, le baromètre s'est presque toujours tenu au-dessus de variable.

Les signes × et — indiquent le jour d'apparition :

Le premier : de chaque scarlatine. — Le second : des angines.

Le trait allant du 10 janvier au 12 février représente le temps pendant lequel le soleil n'a pas paru.

Le petit trait allant du 27 au 31 janvier représente les quatre jours pendant lesquels il y eut un demi-dégel.

Le signe (- qui commence le grand trait indique le début des brouillards, et le signe -), qui finit ce trait, indique le jour du grand dégel.

la variété dans son mode d'expression. Ces milieux peuvent être tantôt l'organisme humain, tantôt l'atmosphère, et tantôt l'un et l'autre.

L'influence des conditions organiques sur le mode d'évolution des maladies est un fait connu en médecine. Nous le rappelons ici seulement pour appuyer notre conviction que c'est bien le germe scarlatineux qui a donné naissance aux angines contractées par les deux voisines de scarlatineux, à celle de l'enfant dont le compagnon de lit eut la scarlatine, et à celle qui fut suivie de desquamation scarlatineuse.

Mais l'action des causes atmosphériques est bien moins établie, et c'est sur ce point que nous tenons à insister. Nous avons vu tout à l'heure que la température devait avoir eu une influence sur la vitalité du contage. D'autres agents extérieurs, tels que l'état hydrométrique de l'air, le rayonnement solaire, etc., peuvent aussi avoir assez d'action sur le contage pour entraver quelques-unes de ses manifestations, et peut-être en favoriser certaines autres.

Sous ces influences, le germe, tout en restant le même, quant à son essence, donnerait lieu à des manifestations si différentes les unes des autres qu'on les croirait dues à un germe différent. Les détails suivants semblent le prouver. Le 11 janvier apparurent d'épais brouillards qui couvrirent toute la région et nous privèrent, pendant un mois, de la vue du soleil. Ces brouillards formèrent de tels dépôts de givre sur les arbres que de grands dégâts en résultèrent. Pareil phénomène ne s'était jamais vu dans le pays. Pendant ce temps, le baromètre se maintint constamment au beau très sec et le thermomètre à trois ou quatre degrés au-dessous de zéro.

L'épidémie avait paru disparaître avec l'arrivée des brouillards.

Dans les vingt jours précédents, nous avions eu six cas de scarlatine et trois d'angine ; une seule scarlatine, au contraire, se montra pendant les vingt premiers jours de brouillard.

Mais, un commencement de dégel étant survenu du 27 au 31 janvier, cinq nouvelles angines éclatèrent chez des petites filles.

L'influence du dégel sur leur éclosion parut manifeste; cet état atmosphérique était-il la seule cause, et ces nouvelles angines ne dépendaient-elles pas, comme les premières, de l'épidémie scarlatineuse? C'est une de ces cinq petites filles qui, après une angine inflammatoire très prononcée, mais sans exanthème, eut une desquamation caractéristique.

Ces cinq angines étaient donc bien de même origine que celles observées précédemment.

Trois d'entre elles furent légères, tandis qu'une devint couenneuse. Je détachai de la gorge de la petite malade des fragments de 7 à 8 millimètres carrés de fausses membranes, lisses d'un côté, raboteux de l'autre et d'un tissu très résistant.

Comme nous venons de le dire, toutes ces angines gagnées à la classe devaient être la manifestation d'un même germe. Pourquoi leur évolution ne fut-elle pas la même chez tous les enfants? Ici encore l'influence des conditions organiques paraît bien manifeste.

L'angine inflammatoire se montra chez une petite fille qui, comme tous ses frères et sœurs, jouit d'une excellente constitution, avec un tempérament franchement sanguin.

Les trois fillettes qui eurent des angines simples étaient d'une bonne santé ordinaire, et ne présentaient rien de spécial au point de vue constitutionnel.

Celle, au contraire, dont l'angine fut couenneuse, appartenait à une famille des plus pauvres, et surtout des plus lymphatiques.

Nous avons aussi vu tout à l'heure l'influence d'un premier dégel sur l'éclosion de ces angines. De nouveaux faits vinrent confirmer les premiers et d'une façon éclatante.

Dans la nuit du 11 au 12 février, le dégel se fit complètement. Le lendemain, le soleil parut toute la journée et fut très brûlant. C'était un dimanche et nous avions été si longtemps privés des rayons solaires que tout le monde en profita pour sortir. C'est ce jour-là que huit nouvelles angines éclatèrent, et deux le lendemain, toujours sur des petites filles. Nous avons dit plus haut que parmi ces petites filles atteintes se trouvait la sœur aînée de celle qui eut de la desquamation scarlatineuse pendant sa convalescence. Parmi elles se trouvait aussi la sœur aînée de la petite malade d'angine couenneuse.

L'affection revêtit chez elle les mêmes caractères diphthéritiques et se termina par un croup qui emporta l'enfant. Pendant la maladie de sa sœur, elle avait continué à aller en classe. Elle n'y porta pas le germe de l'angine, puisque celle-ci existait précédemment, ni celui de la diphthérie, puis qu'aucune autre petite fille n'en fut atteinte.

Cependant, ayant constaté en visitant l'école que 15 petites filles sur 72 présentaient de l'engorgement ganglionnaire avec gonflement des amygdales et rougeur de la gorge, je fis, comme je l'ai dit plus haut, licencier l'école.

Rappelons que, chez aucune des 15, le mal ne s'aggrava, tandis que 7 autres petites filles, qui n'allaient pas à l'école, furent atteintes d'angine, ainsi que deux petits garçons. Rappelons enfin que l'un de ceux-ci, qui habitait à deux kilomètres du bourg, était voisin d'une des dernières atteintes. Pris trois jours après elles, il eut une angine avec exanthème scarlatineux, sans symptômes graves, et qui guérit promptement.

Peu après, je quittai le pays, mais j'ai su depuis que plusieurs cas de scarlatine et d'angine, dont deux au moins furent diphthéritiques, se sont encore montrés dans les mois qui suivirent mon départ.

Un fait généralement admis, et que j'ai constaté souvent et même sur moi à plusieurs reprises, est la facilité avec laquelle les rayons solaires causent des maux de gorge, lorsque nous nous y exposons par un temps chargé d'humidité. L'abondance des vapeurs d'eau à travers lesquelles nous arrivèrent les rayons du soleil le jour du dégel et les jours suivants, peut donc expliquer en partie l'apparition de ce grand nombre d'angines. Mais pareil fait devrait se présenter chaque fois que l'atmosphère se trouve dans ces conditions, chaque fois que le soleil se montre après de grandes pluies. Or, deux ans auparavant, la campagne avait été couverte d'une telle abondance de neige, que les plus anciens du pays ne se souvenaient pas d'en avoir jamais vu autant. Le dégel vint aussi brusquement que cette fois-ci, et aucune épidémie d'angine n'en résulta.

L'influence du contage scarlatineux me paraît donc des plus probables. Mais comment expliquer ce phénomène ? Si ces angines étaient d'origine scarlatineuse, pourquoi, sauf dans un cas, ne se sont-elles pas accompagnées des autres symptômes ordinaires de la maladie, surtout de l'exanthème ?

J'ai interrogé les religieuses et beaucoup de parents. Une seule explication m'a paru admissible.

C'est que les conditions atmosphériques avaient dû, en partie, anéantir les propriétés du contage, sans le détruire. La scarlatine angineuse, sans exanthème, est depuis longtemps admise. Le Dr Sanné, dans son *Historique de la scarlatine* (Dictionnaire Dechambre), considère cette maladie comme susceptible de transformations révélant des caractères de haute gravité sous certains climats, et de grande bénignité sous d'autres.

Notre regretté maître Archambault, considérant que les cas de diphthérie sont beaucoup plus fréquents depuis un certain nombre d'années, tandis que l'inverse a lieu pour la scarlatine, admettait l'hypothèse que la diphthérie pouvait être une transformation de la scarlatine. Quelques mois avant sa mort, il me racontait le cas d'un enfant diphthéritique ayant communiqué une scarlatine à son frère. Le Dr Rendu m'en citait encore un cas dernièrement. L'hypothèse émise plus haut, que les angines observées à la fin de l'épidémie de scarlatine devaient avoir même origine, et que les conditions atmosphériques ont été la cause de cette modification dans l'expression d'une même maladie, est donc soutenable jusqu'à ce que de nouveaux faits viennent apporter un plus grand jour dans la question.

Paris. — A. PARENT, imp. de la Fac. de médec., A. DAVY, successeur,
52, rue Madame et rue M.-le-Prince, 14.

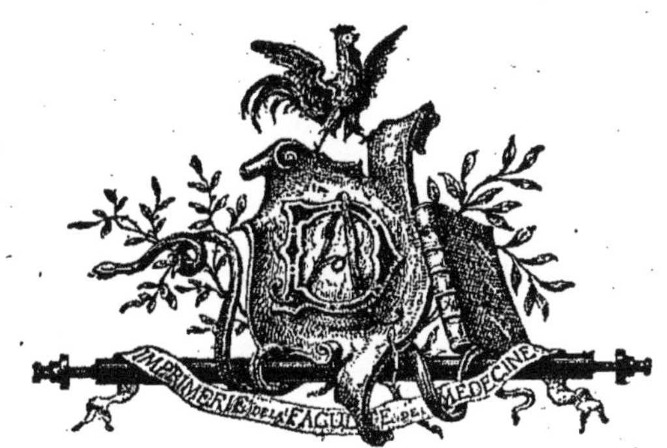
IMPRIMERIE DE LA
DE MEDECINE

www.ingramcontent.com/pod-product-compliance
Ingram Content Group UK Ltd.
Pitfield, Milton Keynes, MK11 3LW, UK
UKHW020550230726
13925UKWH00006B/2509